DES LUXATIONS

DES OS DU CARPE

ENTRE EUX ET EN PARTICULIER

DES LUXATIONS DU GRAND OS

Mémoire lu à la Société Nationale de Médecine de Marseille
dans la séance du 3 octobre 1874

PAR

Le Dᴿ A. PAUCHON

LAURÉAT DE LA FACULTÉ DE MÉDECINE DE PARIS
BIBLIOTHÉCAIRE-ARCHIVISTE
DE LA SOCIÉTÉ NATIONALE DE MÉDECINE DE MARSEILLE

PARIS

LIBRAIRIE J.-B. BAILLIÈRE ET FILS

49, rue Hautefeuille, près le boulevard Saint-Germain.

1874

DES LUXATIONS

DES OS DU CARPE

ENTRE EUX ET EN PARTICULIER

DES LUXATIONS DU GRAND OS

PUBLICATIONS DU MÊME :

De l'Iridectomie curative dans les opacités de la cornée. Th. doct. — Paris 1872, et *Journal d'Opth.*, même année.

De la néphrite albumineuse rhumatismale aiguë.— (*Marseille médical*, 1872.) Mémoire présenté à la Société nationale de médecine de Marseille.)

Empoisonnement par l'alcoolature d'aconit. — (Marseille médical 1873).

Etudes sur quelques conditions du développement de l'albuminurie et en particulier sur l'alcoolisme considéré comme cause de ce phénomène dans le cours des maladies aiguës ou chroniques (Mémoire lu à la Société nationale de médecine de Marseille.) (*Marseille médical* 1873.)

De la nature du bégaiement et de son traitement, par la méthode Chervin. (Rapport lu à la Société nationale de médecine) (*Marseille médical* 1874.)

Marseille. — Typ. et Lith. Barlatier-Feissat Père et Fils, rue Venture, 19.

DES LUXATIONS

DES OS DU CARPE

ENTRE EUX ET EN PARTICULIER

DES LUXATIONS DU GRAND OS

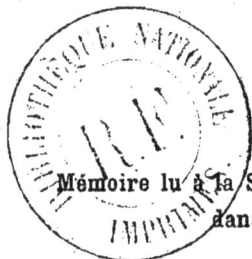

———◆———

Mémoire lu à la Société Nationale de Médecine de Marseille
dans la séance du 3 octobre 1874

PAR

Le Dr A. PAUCHON

LAURÉAT DE LA FACULTÉ DE MÉDECINE DE PARIS
BIBLIOTHÉCAIRE—ARCHIVISTE
DE LA SOCIÉTÉ NATIONALE DE MÉDECINE DE MARSEILLE

———◆◆◆———

PARIS

LIBRAIRIE J.-B. BAILLIÈRE et FILS
19, rue Hautefeuille, près le boulevard Saint-Germain.

——

1874

A M. LE Dʳ S. PIRONDI

Professeur de pathologie externe et de médecine opératoire
à l'École de Médecine de Marseille,
Chirurgien consultant des Hôpitaux, membre correspondant
de l'Académie de Médecine de Paris
et de la Société de Chirurgie, etc., etc., etc.

Hommage d'affectueuse gratitude.

A. PAUCHON.

DES LUXATIONS

DES OS DU CARPE

ENTRE EUX ET EN PARTICULIER

DES LUXATIONS DU GRAND OS

MESSIEURS ,

Les circonstances m'ayant permis d'observer pendant onze mois un cas de luxation de la tête du grand os, et vu l'extrême rareté de cette affection, dont les cas se comptent dans la science, j'ai cru utile de réunir les quelques faits épars çà et là dans les recueils de chirurgie, de façon, à vous présenter, dans une courte monographie, tout ce qui est relatif à cette petite maladie chirurgicale.

Malgré l'exiguité du sujet, j'espère que l'observation qui m'est personnelle, aidée de quelques expériences faites sur le cadavre, me permettra de discuter, en connaissance de cause, certaines particularités de cette luxation, intéressante surtout au point de vue de la pathogénie et du diagnostic.

La rareté des luxations des os du carpe est un fait connu de tous les chirurgiens : l'union intime des os qui composent le squelette de cette région, le peu d'étendue des mouvements que ces os peuvent exécuter les uns sur les autres, tant sont nombreux et forts les ligaments qui les maintiennent , en donnent une facile explication. Aussi, est-ce avec raison que l'on peut considérer les luxations qui séparent un seul os du carpe de sa rangée sans lésion des téguments, non-seulement comme très rares, mais encore comme des cas extraordinaires·

En général, quand ces déplacements se produisent, la puissance du traumatisme est telle, qu'ils s'accompagnent fatalement de lésions graves, telles que : fractures, plaies, etc., et le déplacement articulaire devient alors un phénomène tout à fait accessoire.

C'est à cette catégorie de faits qu'il faut rapporter le cas de *luxation du scaphoïde*, cité par Astley Cooper , cas dont la réalité est d'ailleurs considérée comme fort problématique par Malgaigne et d'autres chirurgiens autorisés. C'est dans le même ordre de faits qu'il convient de ranger le malade observé par Mougeot de Bruyères , chez lequel l'*os semi-lunaire* fut violemment expulsé du massif osseux qui compose le carpe, à travers une plaie de la face palmaire, à la suite d'une lourde chute sur la paume de la main. Et de même, pour la luxation du *trapèze*, accompagnant un déplacement complexe des os du carpe observée et minutieusement décrite par le professeur Alquié (de Montpellier).

Deux os du carpe seuls paraissent avoir fait exception à cette règle générale, et ont pu se luxer sans fracture des os ou lésion des téguments : ce sont l'*os pisiforme* et *le grand os*.

Albin Gras et Erichsen ont, en effet, l'un et l'autre, rencontré un cas où le pisiforme avait été arraché à la suite d'un violent effort musculaire. Mais ce sont là deux faits uniques dans la science et dans ces faits, c'est bien plutôt d'un véritable arrachement que d'une luxation qu'il s'agit.

Les déplacements articulaires du grand os, bien qu'étant aussi d'une rareté extrême, sont cependant plus fréquents que ceux du pisiforme. Malgaigne en a réuni sept observations authentiques, et le fait que je me propose de vous faire connaître portera à huit le nombre des cas recueillis jusqu'à ce jour. Mais avant de vous rapporter l'observation qui m'est personnelle, permettez-moi de vous présenter, dans un court historique, l'état de la question.

Historique. — Chopart paraît être le premier qui ait rencontré une luxation de la tête du grand os. Mais ce fait, communiqué à Boyer et rapporté par lui sans aucun détail, ne peut jeter aucun jour sur l'histoire de cette affection. Le sujet dont il s'agit était un boucher, mais il n'est fait mention ni de la cause, ni des signes de la luxation. On doit considérer ce fait comme sans valeur au point de vue scientifique. Il est, d'ailleurs, en contradiction formelle avec l'étiologie de la luxation du grand os, qui est, comme nous le verrons plus loin, l'apanage exclusif du sexe féminin.

Boyer *(Traité des Maladies Chirurgicales*, t. iv, p. 264, 1814*)* avait vu plusieurs cas de luxation du grand os, qu'il considérait comme affectant surtout la femme à cause de la plus grande laxité des ligaments qui existe chez elle. Pour se convaincre, d'ailleurs, de la façon minutieuse dont Boyer les avait observés, il suffit de lire le court chapitre qu'il consacre aux luxations des os du carpe entre eux dans son admirable Traité de chirurgie. La description qu'il en donne n'a guère été que copiée ou légèrement amplifiée par les auteurs des ouvrages récents de pathologie chirurgicale. J'aurai, d'ailleurs, dans le cours de ce travail, occasion d'insister sur la façon dont cet illustre chirurgien avait compris l'étiologie, le mécanisme, les symptômes et le traitement de la luxation du grand os.

Dans ses annotations à la deuxième édition de l'ouvrage de son père, Ph. Boyer (1845), relate une observation personnelle dans laquelle il considère la luxation comme due dans le cas particulier à la nécessité où se trouvait la malade de déboucher chaque jour un grand nombre de bouteilles.

Astley Cooper *(OEuvres Chirurgicales*, traduction Chassaignac et Richelot, page 120, 1827*)*, constate que « le grand os est quelquefois déplacé par suite du relâchement de ses ligaments ; il forme alors une saillie à la partie postérieure du poignet pendant la flexion de celui-ci. » « Cet état, ajoute le chirurgien anglais, entraîne un tel affaiblissement de la main qu'elle ne peut remplir ses fonctions qu'autant que le poignet est soutenu » et il cite à l'appui de son dire les deux observations suivantes : « J'ai été consulté par une jeune dame qui présentait cette saillie du grand os et qui fut obligée de renoncer à la musique et à ses autres occupations ; elle ne pouvait se servir de la main qu'en ayant recours à deux courtes attelles adaptées au poignet et maintenues contre la partie antérieure et postérieure de la main et de l'avant-bras. »

« Une autre dame, qui était atteinte de la même maladie, portait, pour suppléer au défaut de force de son poignet, un fort bracelet de chaîne d'acier étroitement serré autour du poignet. »

Malgré le peu de détails donnés par Astley Cooper, dans les deux faits qui précèdent, il ne saurait néanmoins y avoir doute sur la nature de l'affection présentée par ces deux malades, il s'agit bien là de luxations du grand os.

Richerand (*Nosographie Chirurgicale*, tome II, page 322 (1821), pensait que le grand os était le seul des os du carpe qui pût sortir de la cavité profonde où sa tête est reçue et se luxer en arrière. « Son éminence se trouve alors hors rang et fait tumeur sur le dos de la main quand celle-ci est fléchie pour disparaître dans l'extension. Aussi regarde-t-il la luxation comme incomplète et il en rapporte l'exemple suivant : « Madame X..., dans les douleurs d'un accouchement difficile, saisit avec violence les bords de sa couche, renverse ses poignets avec force, entend un léger craquement et ressent dans les mains une douleur à laquelle des souffrances plus vives ne lui permettent pas de faire attention. Quinze jours après, heureusement rétablie et délivrée par les soins de Baudelocque, elle montre sa main gauche à ce célèbre accoucheur et lui témoigne ses inquiétudes sur la tumeur qui s'y manifestait, principalement lorsqu'elle était fortement fléchie. Appelé, je reconnus que cette tumeur dure et circonscrite qui disparaissait par l'extension du poignet, était formée par la tête du grand os.

Je conseillai à Mme X... d'exercer sur elle une compression légère, en l'avertissant que, lors même que la tumeur se montrerait toujours, malgré ce traitement, elle ne devait en concevoir aucune inquiétude et n'y apporter aucun remède. La force de la main n'était point diminuée, sa flexibilité était la même, et la saillie de la tête de l'os remarquable seulement dans l'état de flexion ne méritait pas le nom de difformité. »

Dans un cas rapporté par Ilamilton Labatt (*Dublin, Med*
Press., 18 août 1841 et *Gaz. des Hôp.*, p. 436, même année), il
y aurait eu luxation simultanée du grand os, du scaphoïde et
du semi-lunaire. Voici en quels termes Labatt raconte le fait :
« Il s'agit d'une dame dont les ligaments paraissaient très re-
lâchés ; elle ne se rappelle pas avoir reçu aucun coup sur le
poignet. Lorsque la main est placée en ligne directe avec
l'avant-bras, on voit sur la face dorsale du carpe une tumeur
dure, *du volume d'une demi-noisette*. Si l'on fléchit forcément
le poignet, le volume de la tumeur augmente considérable-
ment ; si on l'étend outre-mesure, au contraire, elle diminue
et disparaît par suite de l'enfoncement de la tête du grand os.
La patiente se plaint de grande faiblesse à la main et de douleurs vers les doigts. La tumeur avait été prise pour un gan-
glion, méprise déjà constatée une fois par A. Cooper. Il est
facile cependant d'éclaircir le diagnostic en examinant la
tumeur, le poignet étant dans l'extension forcée ; s'il s'agit
de luxation, la tumeur disparaît par cette position, elle per-
siste dans le cas contraire. Je n'ai pas ordonné grand chose, dit
en terminant le chirurgien anglais, si ce n'est des bandelettes
compressives et quelques moyens pour fortifier les ligaments.»
Les deux observations que je viens de citer sont aussi pro-
bantes l'une que l'autre. Toutefois, pour le fait observé par
Labatt, il y a tout lieu de croire à une erreur, quand l'auteur considère la luxation comme ayant existé simultanément
sur le grand os, le scaphoïde et le semi-lunaire. La lecture de
l'observation contredit cette manière de voir de la façon la
plus formelle et prouve que, dans le cas particulier, aussi
bien que dans les cas rapportés par A. Cooper et Richerand, il
s'agissait d'un déplacement articulaire limité au grand os.
Pour clore cet historique, je rappellerai que Putégnat (de
Lunéville) (*Journal de Chirurgie* 1843, page 205) prétend avoir
observé deux fois la luxation du grand os. Il passe complètement sous silence le premier fait et ne rapporte le second
qu'avec des détails insuffisants. Il s'agit d'une jeune fille qui
produisait la luxation et la réduisait à volonté. Elle se luxait
en arrière le grand os en fléchissant fortement la main et le

faisait rentrer dans sa cavité en exerçant une légère pression sur lui, en même temps qu'elle redressait graduellement la main.

Enfin Malgaigne , (*Traité des fractures et des luxations, page* 720), bien que n'ayant pas rencontré dans sa vaste pratique, de luxation du grand os, s'est cru autorisé par l'analyse des quelques faits recueillis jusqu'à lui, à considérer cette luxation comme pathologique. L'observation que je vais rapporter permettra de discuter cette opinion.

Observation. — Mᵐᵉ X. est âgée de vingt ans et son tempérament est essentiellement lymphatique. Elle est atteinte , depuis plusieurs années, d'un coryza chronique présentant des recrudescences fréquentes et extrêmement rebelle à tous les moyens thérapeutiques. Néanmoins cet état s'est notablement amélioré sous l'influence d'un traitement local composé de poudres et de solutions légèrement astringentes et d'une médication générale tonique et antistrumeuse (fer, quinquina, biphosphate de chaux, arsenic, sirop antiscorbutique et teinture d'iode à l'intérieur à la dose de 20 gouttes par jour).

Le père de Mᵐᵉ X., bien que doué d'une constitution vigoureuse, a eu plusieurs attaques de goutte articulaire classique, qui se sont compliquées depuis quelques mois, de coliques hépatiques. La mère de Mᵐᵉ X., est au contraire lymphatique et anémique.

Depuis sa naissance, Mᵐᵉ X., n'a jamais fait de maladie grave, bien que sa constitution ait toujours été assez délicate. Dans son enfance, elle aurait eu le poignet gauche démis à deux reprises, à la suite de mouvements brusques ou de tractions violentes imprimées à ses mains par la bonne à laquelle elle était confiée. Ces luxations, au dire de la malade, auraient été réduites presque immédiatement et, dans tous les cas, elles n'ont laissé aucune trace appréciable. Les renseignements fournis ne permettent pas de distinguer nettement s'il s'agissait d'une luxation ou d'une simple entorse. Cette seconde opinion me paraît cependant la plus probable.

Un fait intéressant à noter, c'est que Mme X. a présenté
à plusieurs reprises, ces deux dernières années, des
atteintes de rhumatisme articulaire limitées à la main. La
maladie consistait en poussées congestives subites vers les
articulations des doigts, se développant brusquement sous
l'influence de l'humidité ou du froid humide et disparaissant
avec autant de rapidité qu'elles s'étaient montrées. C'était une
forme aussi atténuée et aussi bénigne que possible du rhumatisme spécial à la femme, surtout pendant la jeunesse, et
constituant une des variétés que l'on a décrites, à tort bien
souvent, sous le nom de rhumatisme goutteux.

Vers le mois de novembre 1873, je fus consulté par Mme X.,
dans les circonstances suivantes :

A la suite d'un mouvement brusque de flexion du poignet,
elle avait ressenti une douleur assez vive dans la main et
perçu un bruit de craquement, et à partir de ce moment,
elle avait vu apparaître brusquement sur la face dorsale du
carpe à gauche une petite grosseur dont le volume variait
suivant la situation de la main. L'accident remontait déjà à
quelques jours et Mme X. ressentait un léger affaiblissement
de la main gauche.

Je constatai que la tumeur était de forme arrondie, du
volume d'une demi noisette, d'une consistance dure ; de plus
elle était douloureuse à la pression. Je pensai instinctive-
ment à une tumeur kystique, mais l'examen minutieux auquel
je me livrai changea bientôt cette opinion. En effet, quand la
malade étendait légèrement la main sur l'avant-bras, la petite
masse dure disparaissait peu à peu au milieu des tissus et dans
l'extension forcée, il était impossible d'en trouver le moindre
vestige ; on ne rencontrait plus sous le doigt que la résistance
du carpe. En faisant exécuter un mouvement de flexion, la
tumeur reparaissait, augmentait à mesure que la main se
fléchissait et atteignait son maximum dans la flexion forcée.

Cette saillie anormale occupait à peu près la partie médiane
de la face dorsale du poignet, mais elle était cependant un
peu plus rapprochée du bord radial que du bord cubital de
l'avant bras. Elle était située à un travers de doigt environ

au-dessous de l'articulation radio-carpienne et me parut correspondre très-exactement à la portion condylienne de l'articulation médio-carpienne. D'autre part, la consistance de la tumeur était telle que je n'hésitai pas à croire à une luxation d'un des os qui composent le carpe, opinion confirmée d'ailleurs par l'apparition brusque de la tumeur et les phénomèmes concomitants.

Vu le siége de la saillie osseuse, sa forme arrondie, sa disparition dans l'extension forcée, je diagnostiquai, après mûre réflexion, je l'avoue, une luxation du grand os.

Quand on fixait la saillie osseuse avec les doigts et qu'on lui imprimait des mouvements, on sentait par la palpation qu'elle adhérait profondément et présentait un prolongement pénétrant dans le carpe et faisant corps avec lui. Après avoir fortement fléchi la main sur l'avant-bras et maintenu la tumeur, on pouvait sentir sous le doigt une cavité arrondie immédiatement sous-jacente qui se comblait dans l'extension. La luxation du grand os était donc incomplète et sa tête seule se trouvait luxée. Quelques recherches bibliographiques auxquelles je me livrai, ne laissèrent d'ailleurs subsister aucun doute dans mon esprit. Néanmoins, je conseillai à Mme X. de prendre l'opinion de quelques-uns de nos confrères. L'un d'entre eux diagnostiqua un kyste, l'autre une tumeur ganglionnaire, le troisième une exostose ou un os sésamoïde ayant pris un volume anormal, erreurs analogues à celles déjà constatées dans des cas de ce genre et qui ne pouvaient résulter que d'un examen insuffisant de la tumeur. Conséquent avec son diagnostic, le premier confrère avait proposé l'extirpation ; le second voulait qu'on s'en tint aux pommades iodurées et le troisième conseillait l'abstention pure et simple.

Avant d'arriver au traitement, n'y a-t-il pas lieu de se demander quelles avaient pu être les causes de cette luxation chez Mme X. ? De traumatisme, il n'en pouvait pas être question d'après les commémoratifs. Il fallait donc attribuer l'accident à une rupture des ligaments qui maintiennent la tête du grand os, rupture produite par une flexion exagérée de la main sur l'avant-bras et singulièrement favorisée par ce fait physiologique, que les mouvements de flexion de la main, se passent presque exclusivement dans l'articulation médio-carpienne. Mais une cause devait favoriser au plus haut degré cette rupture chez notre malade : c'était une laxité très-grande des petites articulations et portée à un tel degré que M⁵ᵉ X. pouvait facilement renverser ses doigts en arrière, dans l'extension forcée, de façon à les amener au contact de l'avant-bras.

Un mois environ après l'accident, je revis Mᵐᵉ X. et sans m'arrêter même à l'idée d'une opération qui ne pouvait qu'être préjudiciable à la malade ou à l'usage de pommades innocentes mais inutiles, j'appliquai un appareil silicaté sur la moitié supérieure de la main et l'extrémité inférieure de l'avant-bras, la main préalablement placée dans une exten-sion modérée. Comme ce moyen me parut le seul rationnel, je conseillai à la malade de garder cet appareil pendant au moins un mois, si elle voulait avoir quelques chances d'obtenir une guérison que je considérais d'ailleurs comme difficile à atteindre. Quinze jours s'étaient à peine écoulés que Mᵐᵉ X. me demanda instamment d'enlever le bandage qui lui irritait la peau, disait-elle, et la mettait dans l'impossibilité de jouer du piano. Après quelques observations de ma part, l'appareil fut enlevé ; l'état du poignet était le même et la malade ne revint me voir qu'à la fin de janvier 1874.

Elle avait eu des douleurs vives dans le poignet et un peu de gonflement. La force de la main gauche avait notablement baissé et Mᵐᵉ X. me faisait observer que de cette main elle ne pouvait lever une carafe ou un objet un peu lourd sans le laisser retomber presque immédiatement. Je constatai en effet, qu'il existait une différence très-marquée entre la force de la main droite et celle de la main gauche et au préjudice de cette dernière.

En palpant la tumeur, quel ne fût pas mon étonnement de percevoir à sa surface une sensation de fluctuation ; il y avait évidemment là une poche liquide, mais en pressant plus for-tement et à la base même de la saillie, les doigts sentaient au-dessous du liquide une masse osseuse semblable en tous points à celle constatée tout d'abord.

Je pensai que la tête du grand os, par ses déplacements continuels au milieu du tissu cellulaire, avait fini par créer là une bourse séreuse qui s'était probablement enflammée, ce qui expliquait les douleurs éprouvées par la malade et l'épanchement assez considérable de liquide au-dessus de la tête osseuse luxée. L'événement justifia cette opinion, car quelques jours après, sans aucune intervention active, toute fluctuation avait disparu et la tumeur avait repris ses caractères primitifs.

Deux mois après, je voulais tenter un dernier moyen pour tâcher de maintenir réduite la tête luxée. Je pensai qu'un petit bandage basé sur le principe du bandage anglais et dont la pelote maintiendrait très-exactement le grand os, pouvait remplir le but que je me proposais. Malheureusement, l'appareil fut construit d'une façon si massive que je dus renoncer à son emploi.

J'ai conseillé enfin à Mme X, comme dernière ressource, l'usage d'un bracelet dont le fermoir faisant office de pelote s'appliquerait sur la tumeur, tandis que la portion circulaire se composerait de deux branches glissant à volonté l'une sur l'autre à l'aide d'un ressort et permettrait ainsi d'augmenter ou de diminuer la compression. Je ne sais encore quel résultat donnera ce moyen, mais en tenant compte de la date ancienne de la luxation qui existe déjà depuis onze mois, on ne saurait espérer une guérison véritable. Toutefois comme la faiblesse de la main est toujours grande, j'espère que l'usage continu d'un bracelet fait d'après les données précédentes, pourra rémédier à cet inconvénient d'une façon toute palliative.

Messieurs, après la longue observation que je viens de vous lire, il ne me reste plus qu'à vous présenter l'histoire générale des luxations du grand os, telle qu'elle résulte des faits observés jusqu'à ce jour.

Symptômes. — *Au point de vue symptômatique,* la luxation de la tête du grand os se caractérise par l'*apparition brusque* au dos du poignet d'une tumeur arrondie, dure, *du volume d'une demi-noisette*, située à peu près à la partie moyenne de la face dorsale mais un peu plus rapprochée du bord radial que du bord cubital. La tête luxée se trouve à environ un travers de doigt au-dessous de l'articulation radio-carpienne et correspond à la partie condylienne de l'articulation médio-carpienne. La luxation s'accompagne de douleurs assez vives et d'un affaiblissement marqué de la main correspondante. Enfin la partie luxée se réduit complètement par l'extension forcée et reparaît avec la flexion. Comme complication, signalons le développement d'une bourse séreuse à la face dorsale de la main, fait relaté pour la première fois dans notre observation.

Etiologie. — Les conditions étiologiques des luxations du grand os sont *prédisposantes* ou *déterminantes*.

Parmi les *causes prédisposantes*, vient en première ligne l'influence du sexe. Tous les cas, en effet, observés jusqu'à ce jour ont été rencontrés chez des invidus du sexe féminin.

L'âge paraît aussi présenter une relation curieuse avec le développement de cette affection : en effet, presque toutes les malades étaient jeunes. Or on sait que, pour les luxations en général, la période la plus éprouvée de la vie se trouve comprise entre 30 et 65 ans. Les luxations du grand os font donc exception à la règle générale.

Pour ce qui est des *prédispositions constitutionnelles*, je rappellerai qu'Astley Cooper pensait que les sujets à fibres molles sont prédisposés aux luxations parce que leurs ligaments se déchirent avec facilité et que leurs membres ne possèdent que peu de force de résistance. Bien que Malgaigne ait cru pouvoir considérer cette opinion comme une pure hypothèse, sans étayer d'ailleurs son jugement sur aucun fait probant, il n'en est pas moins rationnel de croire que la laxité des ligaments doit faciliter la production des luxations et cette influence ne paraît pas douteuse dans le fait que j'ai cité. Elle doit même être singulièrement accrue par les modifications que l'arthritisme, surtout héréditaire, peut faire subir aux tissus fibreux

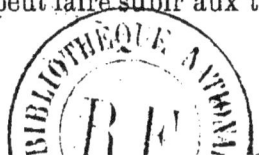

articulaires. Peut-être même serait-il permis de supposer que le fait du développement exclusif de la luxation du grand os chez la femme et seulement chez la femme jeune, peut être attribuée en partie à l'existence antérieure chez elle, d'une forme de rhumatisme limitée aux petites articulations. Toutes les observations sont muettes à cet égard, mais le cas que j'ai rapporté serait favorable à cette façon de voir.

Comme *cause déterminante* de la luxation du grand os, on ne peut en invoquer qu'une seule dans tous les faits connus. Cette luxation est presque toujours de cause musculaire, et ne se produit jamais que dans le mouvement exagéré de flexion de la main sur l'avant-bras, ce dont l'anatomie et la physiologie vous donnent une facile explication.

La luxation du grand os est-elle traumatique ou pathologique?

La question a été résolue dans les deux sens par des chirurgiens qui font autorité dans la science. C'est ainsi que Boyer paraît disposé à ranger cette luxation parmi les déplacements traumatiques tandis qu'Astley Cooper, au contraire, l'attribue uniquement au relâchement des ligaments.

Malgaigne s'est rangé à cette dernière opinion et a décrit les déplacements du grand os sous le titre de luxations pathologiques. Un seul cas, en effet, celui de Richerand, semble contredire cette manière de voir, et encore cette contradiction est-elle bien plus apparente que réelle, puisqu'il se peut que l'état de laxité des articulations chez cette malade ait échappé à l'attention du chirurgien.

Quoiqu'il en soit de ce cas particulier, il résulte de la plupart des faits connus, que cette luxation se montre particulièrement chez certaines personnes atteintes de diathèse arthritique ou strumeuse, et présentant, comme dans l'observation que j'ai recueillie une remarquable laxité des ligaments. On est donc forcé d'admettre que chez ces malades, antérieurement à la luxation, il existait un état général de faiblesse des petites articulations, les prédisposant au déplacement de ces organes. Mais l'intervention d'une action musculaire exagérée ou d'une chute sur le dos de la main, n'en était pas moins nécessaire pour déchirer la capsule et produire la luxation.

Quant à établir une analogie étroite entre ces luxations et les déplacements pathologiques que peuvent amener d'autres causes, les tumeurs blanches, par exemple, ce serait aller trop loin. Car dans les tumeurs blanches les lésions des articulations sont nettes et précises et des désordres graves peuvent être constatés bien avant que le déplacement articulaire ne vienne à se produire. Pour les luxations du grand os, au contraire, les modifications qui les préparent existent pour ainsi dire à l'état latent ; c'est à peine si le clinicien peut les soupçonner puisqu'on ne les a jamais constatées *de visu*, aucune autopsie n'ayant encore été faite.

Il résulte de ce qui précède, que les luxations du grand os ne sont ni exclusivement traumatiques, puisqu'un certain état de l'articulation inconnu dans sa nature est nécessaire à leur production, ni exclusivement pathologiques, puisque la flexion brusque et exagérée de la main intervient toujours dans leur développement, bien que ce mouvement soit par lui-même incapable de produire ce déplacement du grand os chez un individu qui ne présenterait pas de prédispositions constitutionnelles. Toutefois, comme cette luxation est toujours préparée par un état général du système ligamenteux, il me semble préférable de la ranger dans les luxations pathologiques, comme l'ont fait Astley Cooper et Malgaigne.

Anatomie pathologique et mécanisme. — La luxation du grand os est toujours *incomplète* et le déplacement articulaire ne porte jamais que sur la partie condylienne. Quelques considérations anatomiques en donneront facilement la raison.

Placé au centre d'un massif osseux, le grand os est solidement maintenu par de nombreux ligaments et sa luxation paraît même au premier abord absolument impossible. Mais dans les mouvements de flexion, la tête, qui est fort inclinée en arrière, soulève la capsule mince qui environne son articulation et si ce mouvement est porté très-loin, elle rompt cette capsule et les ligaments qui la fortifient et s'échappe de la cavité dans laquelle elle est logée, mais elle n'abandonne jamais entièrement cette cavité, seulement elle dépasse plus ou moins le niveau de la partie postérieure des os du carpe. C'est ainsi que Boyer comprenait le mécanisme de ces luxations et la démonstration expérimentale et anatomique est facile à donner. Après avoir légèrement aminci la capsule, j'ai pu produire une luxation isolée du grand os et voir que la théorie émise par Boyer était en parfait accord avec la réalité.

Aussi n'est-ce pas sans un certain étonnement que nous voyons, dans un article récent du *Dictionnaire encyclopédique des sciences médicales*, M. Polaillon avancer que la luxation isolée du grand os n'a jamais été observée et que les déplacements signalés sous ce nom se rapportent évidemment aux luxations de la seconde rangée du carpe sur la première. Cette opinion me paraît tout-à-fait contraire aux faits observés jusqu'à ce jour.

Il est vrai que Malgaigne pensait que la luxation portait sur la tête arrondie constituée par le grand os et l'os crochu. Malgré cette assertion de l'éminent chirurgien, la participation de ce dernier os à la luxation ne paraît nullement démontrée. En effet, Boyer, Richerand, Astley Cooper n'en ont jamais fait mention et l'observation anatomique et clinique donne des raisons très-sérieuses de ne pas admettre le fait avancé par Malgaigne.

Si l'on examine attentivement la portion condylienne de l'articulation médio-carpienne, on voit que ce condyle est constitué en totalité par la tête du grand os seul et non par l'adjonction de ce dernier à l'os crochu ainsi que le prétendent certains anatomistes. On peut aussi s'assurer sur le cadavre que l'union du grand os et de l'os crochu n'est pas aussi intime que le pense Malgaigne, puisque l'on peut luxer le grand os sans qu'il s'en suive un déplacement de l'os crochu. Si d'autre part, on tient compte de ce fait clinique, à savoir, que la tumeur constatée au dos du poignet dans les cas de ce genre n'est jamais plus grosse d'une demi-noisette, on admettra difficilement que le grand os et l'os crochu se soient déplacés simultanément, car ils constitueraient en se réunissant une saillie beaucoup plus considérable.

Enfin, comme dernier argument, rappelons que la saillie est plus rapprochée du bord radial que du bord cubial, ce qui serait incompatible avec l'hypothèse d'un déplacement de l'os crochu.

Diagnostic. — Après les longs développements dans lesquels je suis entré précédemment, il paraîtra impossible de confondre une luxation de la tête du grand os avec une tumeur kystique ou tout autre du dos du poignet. Cependant, l'erreur ayant été commise plusieurs fois et pouvant entraîner des conséquences fort sérieuses, il est bon de se prémunir contre une aussi fâcheuse méprise.

Sans rappeler les signes, presque tous caractéristiques de cette luxation, je n'en signalerai qu'un seul qui permettra de trancher le diagnostic de la façon la plus probante et sur lequel il me semble important d'insister : c'est la possibilité de sentir, dans la flexion forcée de la main et immédiatement au-dessous de la tumeur, une cavité arrondie creusée dans le carpe, cavité qui disparaît en se comblant dès que la main est ramenée à l'extension.

En résumé, les symptômes qui caractérisent la luxation du grand os me paraissent tellement nets, tellement précis, qu'il suffit de penser à la possibilité de cette affection pour éviter toute confusion. Car une erreur de cette nature pourrait avoir les résultats les plus graves au point de vue professionnel. La croyance à l'existence d'un kyste ou d'une tumeur ganglionnaire amènera fatalement le chirurgien à tenter l'ablation de cette tumeur. Et qu'elle terrible responsabilité n'encourrait-il pas en ouvrant l'articulation médico-carpienne et en exposant sa malade à une arthrite traumatique, quelquefois à la mort et toujours aux accidents fort graves qui accompagnent l'ouverture des grandes articulations !

Pronostic. — En faisant abstraction de ce que peut avoir de désagréable, au point de vue de la coquetterie féminine, la présence d'une petite tumeur sur le dos de la main, il n'en faut pas moins considérer la luxation de la tête du grand os comme une légère infirmité. On peut affirmer, en effet, qu'elle s'accompagne constamment d'une faiblesse très notable de la main du côté correspondant. Si cet affaiblissement n'a pas de conséquences sérieuses pour une jeune femme vivant au milieu du luxe ou au moins du bien-être, il n'en est plus de même quand il s'agit d'une femme obligée de gagner sa vie à l'aide d'un travail manuel ; dans ces conditions, le développement d'une luxation du grand os sera presque infailliblement la perte de son gagne-pain.

Le pronostic est encore assombri par la possibilité d'erreurs de diagnostic et d'une intervention chirurgicale aussi nuisible qu'intempestive.

Traitement. — La luxation du grand os se réduit avec une extrême facilité ; il suffit, pour obtenir ce but, d'étendre la main ou d'exercer une légère pression sur la tête luxée. Dans l'extension forcée, la réduction est toujours complète et spontanée. Cependant, Ph. Boyer dit ne pas pas l'avoir obtenue, ce qui, je l'avoue, me donnerait quelques doutes sur l'authenticité du fait observé par lui.

Mais s'il est facile de faire rentrer la partie luxée dans la cavité qu'elle a quittée, il est très difficile de l'y maintenir ; à tel point qu'aucun auteur n'a encore mentionné de cas de guérison, malgré les différents moyens employés.

Boyer conseille de tenir la main dans l'extension et de comprimer la tête du grand os avec un appareil convenable pendant tout le temps nécessaire pour la consolidation des ligaments déchirés. « Mais on trouve très peu de malades, dit-il, qui attachent assez d'importance à cette luxation pour se soumettre à un traitement aussi long et aussi gênant. D'ailleurs, il arrive quelquefois que ceux qui ont éprouvé cet accident ne s'en aperçoivent pas et ne réclament les secours de l'art que lorsqu'il s'est déjà écoulé un espace de temps assez long pour rendre le traitement inutile. On se contente donc, en général, conclut Boyer, de combattre la douleur qui accompagne cette luxation dans les premiers temps, par les cataplasmes émollients et anodins, et l'on emploie ensuite les résolutifs. »

Astley Cooper pensait que le moyen indiqué dans ces luxations était l'application de bandelettes agglutinatives et d'une bande autour du poignet. Il conseillait aussi l'affusion d'eau froide sur la main en la faisant tomber d'une grande hauteur et suivie de frictions rudes destinées à activer la circulation et à donner de la force aux ligaments.

Putégnat paraît grand partisan des frictions pratiquées avec tous les excitants connus de la pharmacopée, et vante l'emploi des eaux de Bourbonne et des boues de Saint-Amand (?).

Tous les moyens qui précèdent ont été essayés sans doute ; mais pas un seul fait n'en a encore établi l'efficacité.

Est-ce à dire que les luxations du grand os doivent être considérées comme incurables ? Je ne le crois pas. Il est à remarquer, en effet, que, dans tous les cas où un traitement a été employé, il s'agissait de luxations déjà trop anciennes ou bien on n'avait pas eu recours à une contention assez prolongée.

Dans l'observation rapportée plus haut, l'appareil silicaté ne fut appliqué qu'un mois après la luxation et enlevé au bout de 15 jours, ce qui était évidemment insuffisant.

Je garde donc la conviction que dans un cas tout récent la guérison définitive pourrait être obtenue par l'application suffisamment prolongée d'un des moyens contentifs que j'ai passés en revue dans mon observation.

Appareil silicaté, dextriné ou plâtré, bandage à ressort analogue au bandage anglais ou bracelet avec pelote comprimant la tête luxée et formé de deux branches circulaires glissant l'une sur l'autre de façon à obtenir à volonté une compression plus ou moins énergique : tous ces moyens me paraissent avoir à peu près une égale valeur, mais le bracelet, surtout s'il est de prix, aura toujours la préférence des charmantes filles d'Ève.

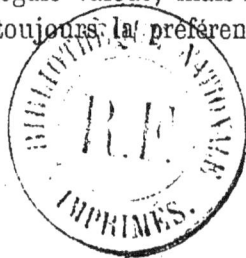

Marseille. — Typ. et Lith. Barlatier-Feissat Père et Fils.

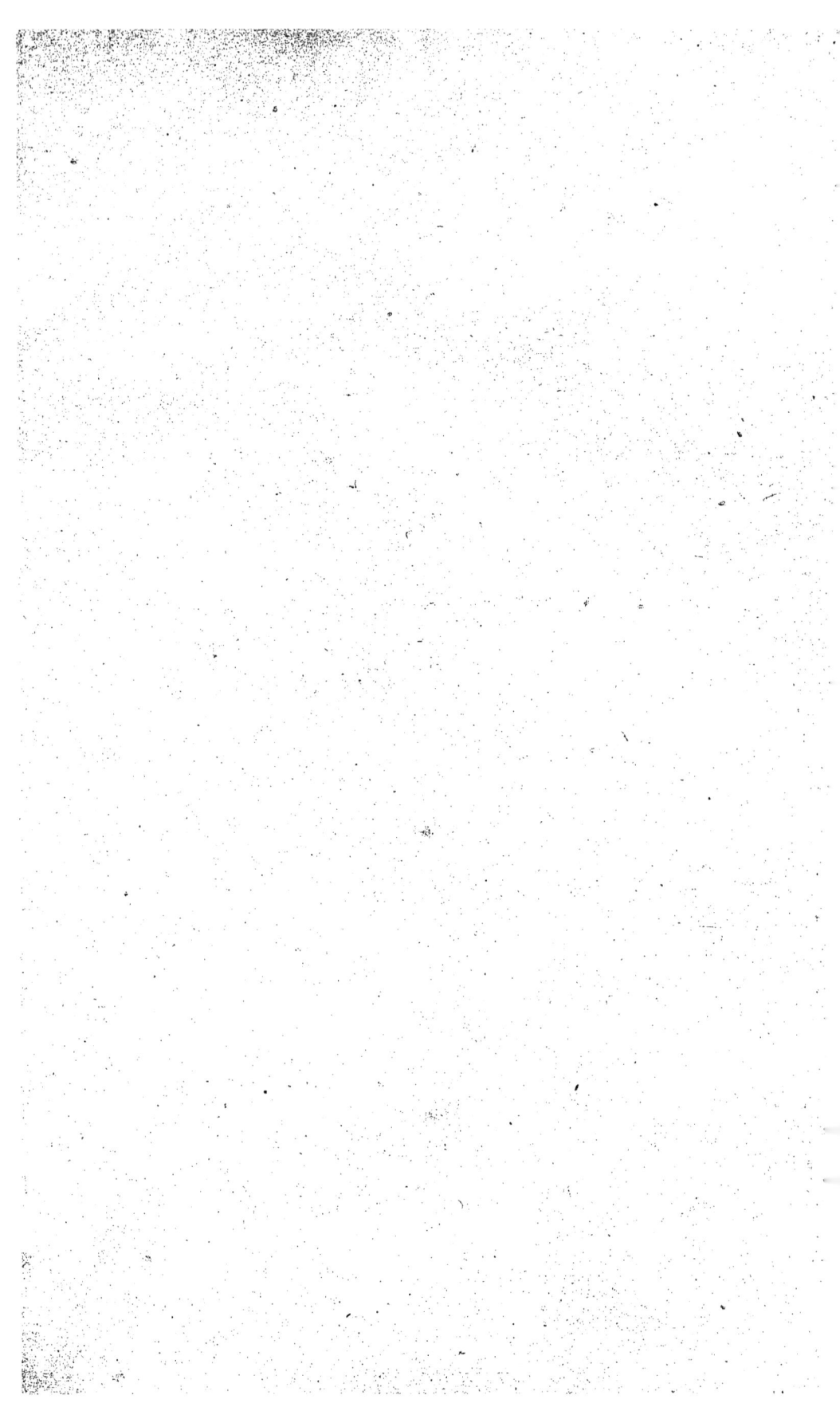

www.ingramcontent.com/pod-product-compliance
Lightning Source LLC
Chambersburg PA
CBHW060521200326
41520CB00017B/5109